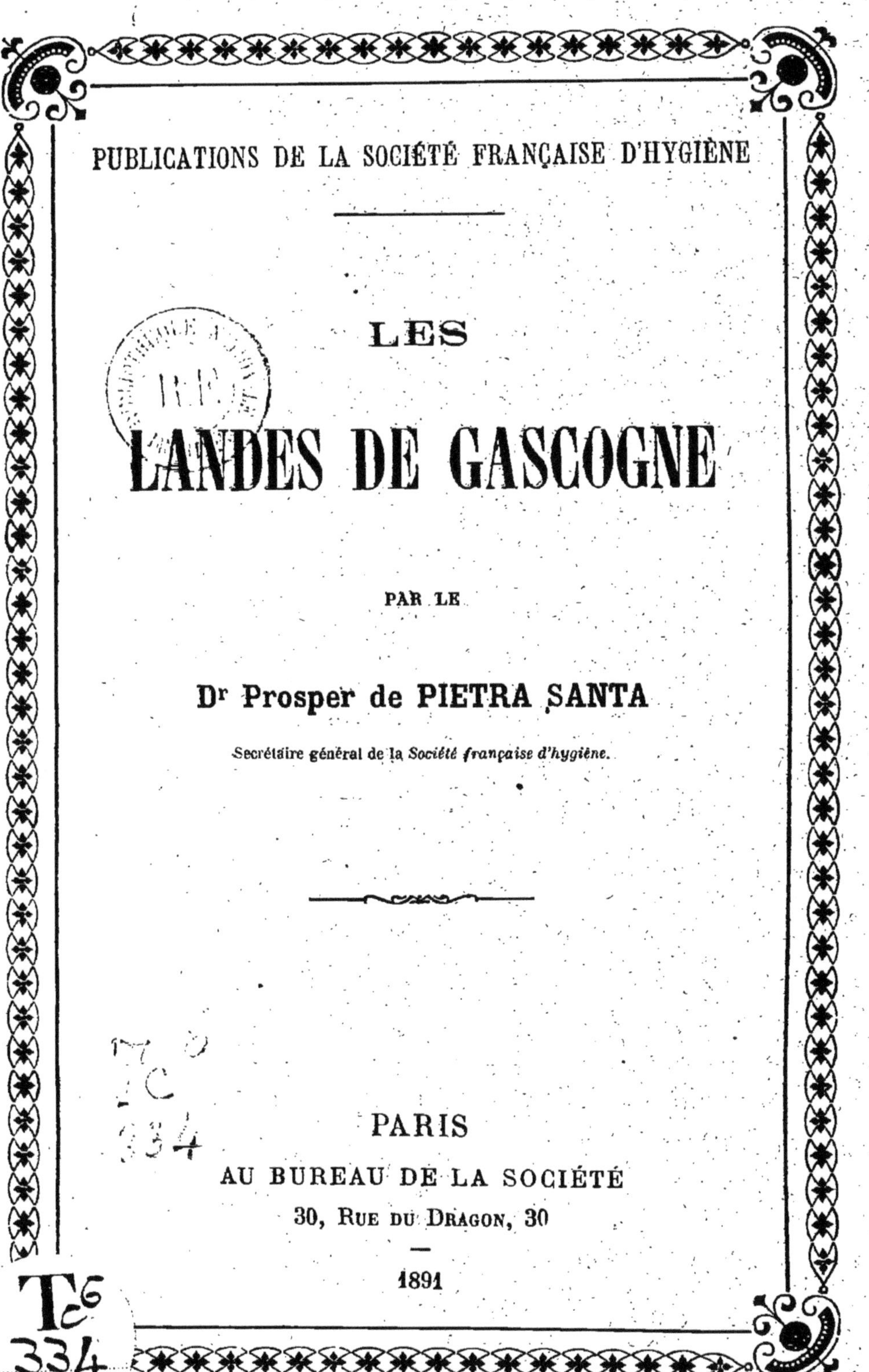

PUBLICATIONS DE LA SOCIÉTÉ FRANÇAISE D'HYGIÈNE

LES LANDES DE GASCOGNE

PAR LE

Dr Prosper de PIETRA SANTA

Secrétaire général de la *Société française d'hygiène.*

PARIS
AU BUREAU DE LA SOCIÉTÉ
30, RUE DU DRAGON, 30

1891

BUREAU DE LA SOCIÉTÉ FRANÇAISE D'HYGIÈNE

1891

Président d'honneur : S. M. DON PEDRO D'ALCANTARA.
Présidents honoraires : MARIÉ-DAVY, BONNAFONT, MOUTARD-MARTIN.
Président : M. le Dr CHEVANDIER (de la Drôme).
Vice-Présidents : MM. Dr PÉAN, Dr PASSANT, Dr LADREIT DE LACHARRIÈRE, E. CACHEUX, FICHET, Dr MARY-DURAND.
Secrétaire général : M. le Dr DE PIETRA SANTA.
Secrétaire général adjoint : M. le Dr Paul MOREAU (de Tours).
Secrétaires : MM. JOLTRAIN, Dr E. MONIN, Dr Félix BREMOND, ROUXEL, Dr BLAYAC, Dr DELACROIX.

Membres du Conseil d'administration :

Paris : MM. CASALONGA, Dr DEGOIX, Dr MÉNIÈRE (d'Angers), Dr DEWULF-PONTONNIER, H. BUNEL, Dr LE COIN, Dr BLACHE, Dr GORECKI, Dr HUGUET (de Vars), Dr DROMAIN, Dr E. GOUBERT, Dr BILHAUT, Dr VIGOUROUX.

Province : MM. Dr LEVIEUX (Bordeaux), Dr NIVET (Clermont-Ferrand), Dr MAURIN (Marseille), Dr FARINA (Menton), Dr TARRAS (Pau), DE TOUCHIMBERT (Poitiers), Dr LAUNAY (Le Havre), Dr MAURICET (Vannes), Dr LEGENDRE (Saint-Léger-sous-Beuvray), Dr SOULIGOUX (Vichy).

Trésorier honoraire : M. TRÉHYOU.
Trésorier : M. CLIFORT.
Bibliothécaire : M. A. HAMON.
Chefs du Laboratoire : MM. BRILLIÉ et DUPRÉ.

Organe de la Société :

JOURNAL D'HYGIÈNE

CLIMATOLOGIE

EAUX MINÉRALES, STATIONS HIVERNALES ET MARITIMES, ÉPIDÉMIOLOGIE

Bulletin des Conseils d'Hygiène et de Salubrité

PUBLIÉ PAR

Le Dr PROSPER DE PIETRA SANTA

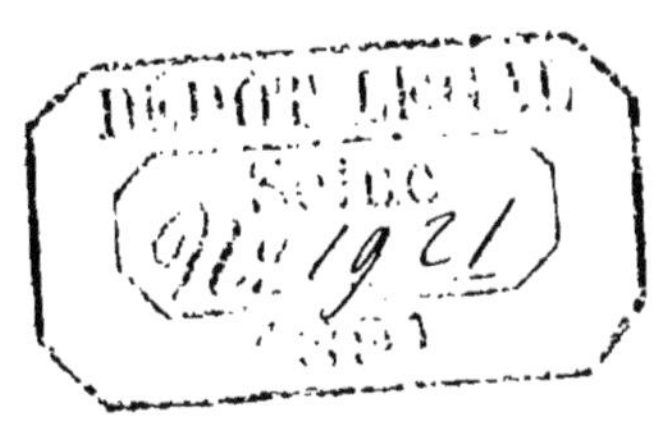

LES

LANDES DE GASCOGNE (1)

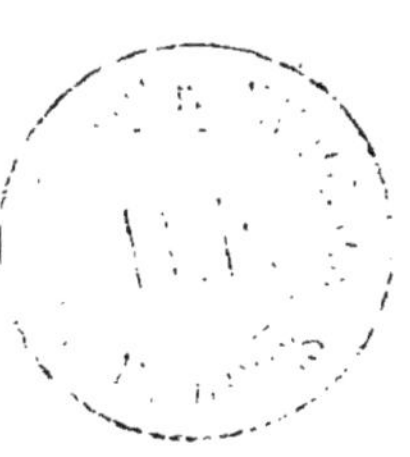

« Je travaille dans le sens de la nature! »

Cette réponse de Léopold II, le grand-duc philosophe, à un jeune diplomate, François-Alphonse de Lamartine, s'enquérant des moyens employés pour réaliser l'assainissement des Maremmes Toscanes, nous revient à l'esprit, en étudiant les remarquables écrits de M. Chambrelent sur « les Landes de la Gascogne » (leur assainissement, leur mise en culture, leur exploitation).

Avant de dérouler devant vous les étapes de cette œuvre civilisatrice et humanitaire, laissez-nous rappeler brièvement trois autres magnifiques travaux de génie rural qui, seuls, suffiraient à illustrer notre XIXe siècle, et qui montrent, que l'homme, par l'influence constante de l'assainissement — résultat de l'aménagement des terrains et de la grande culture — peut lutter avec certaines chances de succès, contre les éléments de ruine et de mort, synthétisés dans ce mot terrible *la Malaria* (2).

(1) Conférence faite le 13 février 1891 à la Société française d'Hygiène.

(2) « Le rivage occidental de la Péninsule Italique présente beaucoup de grands espaces marécageux qui, heureusement pour l'hygiène publique, se réduisent au lieu de s'étendre. L'homme a compris qu'il était né pour dominer la nature, et les princes italiens, à la tête desquels il faut placer le grand-duc de Toscane, — qui a pris le premier l'initiative de cette lutte de l'intelligence contre les forces mortes des éléments — travaillent avec ardeur à restituer au territoire, ce que des conditions défavorables, jointes à la négligence et à l'abandon, lui avaient fait perdre depuis bien des siècles » (Ed. CARRIÈRE, 1848).

Vous souvient-il, chers collègues, du tableau de l'un de nos peintres de genre les plus distingués, M. Hébert, représentant sous un ciel grisâtre, au milieu d'une plaine désolée, suivant le cours d'une eau à demi stagnante, le radeau qui porte une famille des Marais Pontins?

Le père, debout sur l'avant, conduit la barque; la mère assise au milieu donne ses soins aux enfants qui l'entourent; un vieillard à demi couché occupe le second plan.

Toutes ces physionomies sont ternes et mornes; l'abattement moral semble aussi grand que le dénuement physique.

Un serrement de cœur vous saisit à la vue de ce spectacle, et un sentiment de compassion vous pousse vers ces pauvres êtres condamnés à une mort plus ou moins prochaine.

De tous côtés la vie s'éteint: vous sentez le frisson de la fièvre : c'est elle, c'est *la malaria.*

La malaria, le mauvais air, l'air vicié, l'air mortel, qui compte tous les ans ses victimes par milliers, qui s'est implantée là où brillait jadis une civilisation florissante, qui a transformé en solitudes les cités populeuses de l'Etrurie et de la Campanie.

Exposons, à grands traits, les trois œuvres agricoles et sanitaires de notre époque: les Maremmes toscanes, le lac Fucino, le Zuyderzée.

I

Les Maremmes de la Toscane (l'ancien pays étrusque), occupent une large bande du territoire péninsulaire comprise entre l'Apennin et la mer Tyrrhénéenne, et pouvant être divisée en trois bassins principaux.

Le plus méridional, *Orbetello*, confine le bassin romain du lac de Bolseno, et se trouve traversé par plusieurs cours d'eau qui sont les affluents de l'Albegna, la rivière la plus importante.

Le second bassin, *Grosseto*, est parcouru par l'Ombrone :

Le troisième, le plus septentrional, *Massa maritima*, forme une double vallée, arrosée l'une par la Cornia, l'autre par la Pecora.

Ce territoire très accidenté présente à peu près trente-deux lieues de front sur son littoral, en le mesurant en ligne droite, et soixante-dix dans son périmètre.

Comment les habitants des Maremmes ont-ils été rachetés de l'esclavage des misères physiques? comment la terre a-t-elle été délivrée de la flétrissure de l'improduction et de l'insalubrité? C'est ce que nous apprenait déjà, en 1844, le Dr Barzelotti de Pise.

« La dépopulation se continuait depuis le Moyen âge jusqu'à notre temps sous l'influence de la *malaria*, lorsque le grand-duc de Toscane, Léopold Ier, entreprit avec une intelligence et une magnificence sans égales, de rendre à toutes ces contrées désolées, le bon air et la possibilité d'y vivre.

» Il commença par relever le courage de la population en l'aidant à construire des habitations commodes et saines; la délivrance des impôts sur les fonds, et d'autres privilèges produisirent des effets assez salutaires pour faire renaître la culture, et délivrer le sol des bêtes fauves qui l'infestaient.

» D'autres moyens d'action appliqués directement à la terre, rendirent ces bienfaits plus efficaces en diminuant l'activité morbigène de l'air.

» Léopold II en recueillant le noble héritage l'a fait habilement fructifier, en faisant appel à la science théorique et pratique de deux ingénieurs hydrauliciens Fossombroni et le père Ximenès.

» Ce que n'avaient pas fait les Romains, ce que n'avaient pas tenté leurs successeurs, Léopold II l'a réalisé.

» Déjà les grands lacs de Castiglione, de Buriano, de Piombino, de Scarlino, et d'autres d'une moindre étendue, se retirent au moyen de belles opérations hydrauliques, et obéissent à la force des fleuves et des torrents dirigés sur eux pour *colmater* leur fond de dépôts terreux, et donner aux eaux stagnantes un libre écoulement vers la mer (1). Déjà la terre apparaît par grands espaces sur les points submergés, et la végétation la plus brillante neutralise les émanations qui s'élèvent des lieux dont on n'a pas encore eu raison. »

Les résultats de ces grands travaux ont été des plus satisfaisants.

« Depuis seize ans, disait en mars 1846 à la tribune de la Chambre des Députés, M. de Lamartine, il ne se passe pas d'années que ce petit souverain de Toscane (non point petit par la sagesse et la grandeur du caractère) ne rende à la culture six, huit, dix, jusqu'à trente lieues carrées de terrain, et il est béni des populations. »

En trente ans, la population de la province de Grosseto s'est élevée de 54,000 âmes à 76,000.

Voici, maintenant, les chiffres les plus précis que nous empruntons au dernier volume de M. L. Bodio, *Statistique des causes des morts survenues dans toutes les communes du Royaume d'Italie pendant l'année 1888 :*

	Population.	Décès.	Taux mortuaire par 1000 habitants.	Décès par affection malariques.
District de Grosseto .	8,232	231	28.06	40
Autres communes du district.	111,151	2,865	25.70	117
TOTAUX. . .	119,383	3,096	26.88	157

(1) « Il faut des pentes pour faciliter l'écoulement des eaux ; il faut une impulsion aux masses dormantes des marécages pour les chasser du bassin qu'elles se sont creusé : on obtient ces résultats au moyen des *colmates*, cette pratique, toute italienne, qui joue un rôle si important dans l'assainissement de l'Etrurie. Les anciens Etrusques se bornaient à diriger les eaux courantes sur les deltas des embouchures des fleuves, pour les dissoudre et chasser leurs débris dans la mer. Les modernes se servent d'un moyen analogue pour produire un effet contraire. Ils détournent les torrents et les autres eaux courantes, les

Le taux de mortalité de la province de Grosseto est donc inférieur au taux mortuaire de tout le royaume d'Italie qui est, pour l'année 1888, de 28 par 1000 habitants.

Quant à la population totale de la province, elle a suivi cette étonnante progression :

1830 : 54,000 habitants.
1863 : 76,000 habitants.
1889 : 120,000 habitants.

Conclusion. — « Les magnifiques travaux exécutés dans la Maremme Toscane ont eu pour résultat immédiat la civilisation de la terre, puisqu'ils l'ont arrachée à la barbarie du désordre, pour faire régner sur elle l'harmonie de la fécondité. »

II

Vous connaissez déjà la grande œuvre de desséchement du lac Fucino, par le jugement et les appréciations de deux de nos plus regrettés collègues, Hervé-Mangon et Alfred Durand-Claye (1).

Le lac Fucino, qui est situé dans l'Italie centrale et précisément dans l'ancien pays des Marses, formait une immense cuvette de 65,000 hectares dont le desséchement avait été rêvé par Jules César, puis entrepris par l'empereur Claude. Un vaste émissaire d'évacuation percé sous le mont Salviano, et aboutissant au fleuve Liri, devait en obtenir la mise à sec.

---

dirigent sur des bas-fonds marécageux ou sur des lacs, les font servir à vider les bassins qui contiennent ces masses liquides, et puis ils favorisent la précipitation des terres que ces eaux, qui sont des torrents ou des rivières, portent en dissolution. Quand l'opération a été répétée assez souvent pour déterminer un résultat, un nouveau fond s'est formé, avec une épaisseur telle que le produit de la précipitation s'élève bien au-dessus du niveau de l'ancien bassin. Il n'y a plus qu'à mettre ce sol en culture, ou à le consolider pour le charger de constructions. N'est-ce pas imiter, par cette méthode si curieuse des *colmates*, les procédés de la nature? » (Ed. Carrière.)

(1) Voir *Journal d'Hygiène*, vol. III, p. 507 et 517; vol. IV, p. 378.

Les premiers travaux subirent de graves avaries réparées successivement par Trajan et Adrien, mais, au Moyen âge, il ne subsistait plus que quelques ruines informes à la tête du vieil émissaire romain.

C'est vers l'année 1816, que de nouvelles études furent entreprises pour reprendre l'œuvre des Empereurs romains, et c'est en 1854 que le prince Torlonia, prenant à sa charge le desséchement du lac Fucino, confia la direction des travaux à des ingénieurs français, de Montricher, Rémont, et en dernier lieu Brisse.

Ces travaux comprenaient la création d'un émissaire, et l'aménagement de l'ancienne surface; ils furent conduits avec activité et intelligence, et en juin 1875 s'effectua l'épuisement complet du lac.

Le lac desséché comprend aujourd'hui 15,775 hectares, et sur ce vaste espace ont été établis 101,081 mètres de canaux, 648, 800 mètres de fossés et 210,400 mètres de routes.

« La surface desséchée, écrit Durand-Claye, constitue une excellente terre arable, les terrains riverains du lac ont quadruplé de valeur, et l'heureuse influence de cette gigantesque opération s'est déjà fait sentir sur la santé de la population de l'arrondissement d'Avezzano. »

La statistique des communes du Royaume que nous venons d'invoquer plus haut, nous donne pour l'année 1888 les renseignements suivants :

	Population	Décès	Taux mortuaire par 1000 habitants	Décès par affections malariques
District d'Avezzano . .	8,675	207	23.8	1
Autres communes du district.	104,000	2,793	26.2	25
Totaux. . . .	112,675	3,903	25.7	26

Conclusion. — Augmentation notable de la population, et, par suite, de la plus grande salubrité du pays et de l'aisance plus généralisée, chiffre moins élevé du taux de mortalité (25) par rapport à celui du Royaume entier. (28 0/00).

— Nous devons à nos chers collègues les Drs Feroci et Landi de Pise des renseignements intéressants sur un autre grand travail de génie rural, l'aménagement du lac de Bientina, ou de Sestro, d'une superficie de 3,830 hectares dont la moitié était formée par des marécages *(padule)*. Les eaux du lac étaient dirigées, par un canal à ciel ouvert, sur l'Arno.

Dans la saison pluvieuse, tout était inondé et les fièvres palustres faisaient leur apparition. Pour remédier au mal, on construisit d'abord un tunnel qui, passant sous le lit de l'Arno, aboutissait à la mer. Ces travaux furent achevés en 1859. Cependant, l'expérience ayant démontré l'insuffisance de cette dérivation directe des eaux du lac, qui recevait des quantités d'eaux considérables, des collines et montagnes environnant la vallée, les ingénieurs construisirent un canal circulaire qui reçoit lesdites eaux et les porte directement à la mer : Comme l'avait dit le Pr Taddéi, pour assainir un terrain marécageux il ne suffit pas de les dessécher *(prosciugare)*, il faut aussi pouvoir les utiliser pour l'agriculture *(bonificare)*.

Quoi qu'il en soit, grâce à ce complément de travaux de canalisation, le bon état sanitaire dans les parages du lac de Bientina est désormais assuré!

III

La question du dessèchement du Zuyderzée a fait, de même, l'objet de deux communications à la Société. Dans l'une, en date d'avril 1876, après un historique sommaire, nous avons esquissé les grandes lignes de l'œuvre à accomplir (1).

Dans l'autre, plus récente, nous avons fait connaître

(1) Voir *Journal d'Hygiène*, vol. 1er, p. 241.

d'après le Dr Francken de Scheveningue (1) les principes qui président à la formation des Polders.

Le Zuyderzée n'existait pas du temps de l'invasion des Gaules par les Romains; le pays était alors couvert de sombres forêts au milieu desquelles s'étendait le lac Flevo.

Peu à peu les eaux de l'Amstel, de l'Yssel et d'une branche du Rhin, s'attardèrent dans le lac, et le Flevo déborda en transformant ses rives boisées en marécages; puis, vers la fin du XIIIe siécle, la mer poussée par des tempêtes du nord fit irruption dans cette vaste plaine bourbeuse dont elle garde la propriété depuis plus de six siècles.

Le Zuyderzée, avec sa large ouverture sur la mer du Nord, a une étendue de 3,300 kilomètres carrés, une profondeur de 2 à 10 mètres, et une salure de 1.5 à 2 0/0. C'est vers 1849, qu'est née dans l'esprit des ingénieurs hollandais l'énergique et grande pensée de disputer à l'Océan sa conquête; des études longues et minutieuses leur avaient donné la certitude que le lit du Zuyderzée était presque partout formé d'une terre d'alluvion fort grasse, en couches épaisses et excellente pour la culture.

Le projet adopté par le Roi, les États Généraux et la Chambre des Députés, devait entrer en 1875 dans la période d'exécution. Une grande digue longue de 40 kilomètres (de la ville d'Enckuyzen à celle de Kampen) enfermera une superficie de près de 200,000 hectares, dont 150,000 de terres de premier choix et 25,000 de terres inférieures. Le desséchement s'opérera par le système des *polders* qui a déjà fait ses preuves dans le pays (2).

(1) Voir *Journal d'Hygiène*, vol. XV, p. 610.

(2) « Un *polder* se trouve constitué quand une terre inondée est mise à sec, ou drainée, et entourée par une digue qui empêche la communication avec l'eau d'une terre environnante. On se sert du moulin à vent ou à vapeur pour transporter l'eau tombée, ou l'eau du sol, dans des canaux qui deviennent de plus en plus larges, et communiquent

Au point de vue sanitaire, rappelons ici le remarquable rapport lu à l'Académie des Sciences d'Amsterdam, et rédigé par MM. Van Geuns, Zeeman, et T. Place.

Pour eux, du moment que les 240,000 hectares de terre gagnés sur le lac seraient desséchés, drainés et cultivés, la fièvre paludéenne ne serait plus à craindre pour les provinces environnantes.

L'histoire des dessèchements du lac de Harlem et de l'Y, avait permis à nos savants confrères d'établir les mesures les plus sages à prendre, pour rendre les moins nocifs possibles les effluves pernicieux d'une si grande surface de terres nouvelles. De sages conseils pratiques indiquaient de même les heureux effets d'une bonne organisation du travail, ainsi que l'action prépondérante d'une prophylaxie rationnelle.

Les affaires intérieures du pays retardant la mise en œuvre du projet, une Société puissante s'est formée pour le dessèchement du Zuyderzée. Celle-ci fait étudier un nouveau programme, dont le Dr Francken nous fournit les principales lignes d'après les renseignements qu'il a reçus de l'ingénieur en chef, M. Ch. Lély.

Le Zuyderzée sera fermé par une digue entre les provinces Noord-Holland et Friesland. L'île de Wieringen fera partie de la digue. Le Zuyderzée sera alors transformé en un lac de 360,000 hectares, et comme la salure de ses eaux est déjà très faible, on espère dans un délai peu lointain n'avoir que de l'eau douce, qui servira à l'irrigation des terrains desséchés; 240,000 hectares seront alors desséchés par des machines à pompe aidées par des

---

enfin avec les grands fleuves. Comme le lit de ces canaux et de ces fleuves diffère beaucoup, on est forcé encore une fois d'employer des machines à épuisement » (Dr FRANCKEN).

« Pour garantir ces terres conquises en bon état de dessèchement, il faut que le sol soit labouré en tous sens par des milliers de fossés, de rigoles, de ruisseaux profonds. La multitude des petits parallélogrammes ainsi obtenus donne aux nouveaux *polders*, l'aspect d'un immense échiquier » (GEORGES HÉRELLE).

digues transversales et par le drainage. On renonce pour le moment au dessèchement des 120,000 hectares restant, parce que de nouvelles analyses chimiques ont démontré que le sol était en grande partie constitué par du sable.

IV

« La science agricole repose sur l'observation des faits recueillis dans la pratique. »
(Boussingault.)

La contrée de la France connue sous le nom de Landes de Gascogne (1) est cette partie du territoire qui se trouve située sur les côtes de l'Océan le long du golfe de Gascogne. Elle forme un vaste triangle d'une superficie d'environ 8.000 kilomètres carrés soit 800,000 hectares, comprise entre les dunes qui longent le rivage de la mer sur ce point et les deux fleuves la Garonne et l'Adour qui descendent de la chaîne des Pyrénées.

Cette contrée presque inhabitée était citée depuis des siècles pour son insalubrité, et surtout sa stérilité. On n'y trouvait, de loin en loin, que quelques chaumières isolées et quelques bouquets de pin inaccessibles l'hiver par l'inondation des terrains environnants. La terre y était

(1) Le livre de M. Chambrelent : les *Landes de Gascogne* comprend trois chapitres :

Le premier rend compte des études faites et des travaux exécutés.

Le deuxième fait connaître les résultats obtenus, tant au point de vue agricole qu'au point de vue sanitaire et moral ;

Le troisième énumère l'exploitation des produits obtenus, les débouchés ouverts à ces produits, et la richesse qu'ils procurent au pays assaini et cultivé.

Dans une pensée de reconnaissance, l'ouvrage est dédié aux grands maîtres : Boussingault, Chevreul, Milne-Edwards, Hervé-Mangon et Dumas, qui ont sans cesse soutenu et encouragé le savant ingénieur des Ponts et Chaussées dans la solution d'un problème d'intérêt national, qui constituait en même temps un service extraordinaire rendu à la science agricole dans la grande question de la mise en valeur des Landes.

sans valeur, abandonnée presque pour rien à ceux qui voulaient essayer d'en tirer parti.

De nombreuses tentatives auxquelles l'État avait lui-même prêté son concours avaient été faites depuis longtemps pour la mise en valeur du sol, mais toutes s'étaient terminées par des échecs complets (1).

Cependant, ce pays qu'on voulait laisser à l'état de désert, est situé sous un climat des plus favorables à la végétation. Il est bordé sur la rive gauche de la Gironde par cette zone de terrains qu'on appelle le Médoc, et qui produit les plus grands vins du monde. Il est longé par deux fleuves pouvant favoriser son exploitation, et à ses deux extrémités se trouvent deux grands ports, Bordeaux et Bayonne, pouvant de même porter ses produits sur toutes les mers.

En recherchant avec soin, les causes de ces désastres persévérants, M. Chambrelent, alors jeune ingénieur des Ponts et Chaussées, fut frappé de ce premier fait : que dans tous les essais tentés jusqu'alors, l'on ne s'était nullement préoccupé de la véritable composition chimique du sol, et surtout de sa topographie physique.

Le programme était, dès lors, bien simple à dresser : analyse précise de la composition chimique du terrain, — composition absolument méconnue jusqu'alors ; — étude de plusieurs années sur le climat et la topographie du pays ; expériences répétées en grand sur le terrain lui-même ; constatations de certaines propriétés du sol qui n'avaient même pas été soupçonnées jusque-là.

Les Landes de Gascogne forment un vaste plateau, presque entièrement horizontal, placé à une hauteur moyenne de 100 mètres au-dessus du niveau de la mer.

Le terrain est partout composé d'un sable fin entière-

(1) La plus célèbre, entreprise après les événements politiques de 1830 avec des capitaux considérables, comprenait deux Compagnies où figuraient les plus grands noms de France : l'une pour la mise en valeur agricole, et l'autre pour la colonisation de la contrée.

ment siliceux sans aucune trace d'argile ou de calcaire, d'une épaisseur moyenne de 40 à 50 centimètres.

Cette couche de sable repose sur un tuf appelé dans le pays *alios*, que l'on croyait être un argile ferrugineux, et qui n'est autre chose que du sable agglutiné par des sucs végétaux formant une sorte de ciment organique. Cet alios arrête l'écoulement intérieur des eaux qui coulent sur la surface des Landes, comme le défaut de pente du sol en arrêtait l'écoulement superficiel avant les travaux d'assainissement.

Il n'existe, d'ailleurs, sur le plateau aucune source, aucune trace d'eau à la surface pendant l'été ; mais en hiver les eaux pluviales, si abondantes sur ces côtes de l'Océan, s'abattent pendant plus de six mois sur ce plateau, et n'y trouvant ni écoulement intérieur ni écoulement superficiel, elles y restent stagnantes jusqu'à leur entière évacuation et évaporation par les chaleurs de l'été; ainsi l'inondation permanente l'hiver, la sécheresse absolue d'un sable brûlant l'été, tel était le caractère principal du terrain, telles étaient les raisons d'être de l'insalubrité du sol et de sa stérilité pour toute culture.

Ces constatations géologiques et topographiques, unies à de longues études de nivellement sur le terrain, prouvèrent à M. Chambrelent :

1° Que l'assainissement préalable du pays était une condition indispensable de sa mise en culture.

2° Qu'avant de chercher à obtenir un résultat agricole quelconque, il fallait assurer partout le libre écoulement de toutes les eaux du plateau dès le printemps.

3° Que sur tout le plateau, depuis le faîte jusqu'au versant des vallées, il existait dans les deux sens perpendiculaires, une pente générale très faible mais excessivement régulière. Sur aucun point le terrain ne forme cuvette, de manière à nécessiter des travaux spéciaux pour l'écoulement des eaux.

4° Que pour résoudre le problème de la mise en valeur

des Landes, il suffisait de mettre le sol inondé et inculte dans les conditions où se trouvait celui des Pignadas (1).

Les premiers essais pratiques de M. Chambrelent ont été entrepris sur une étendue de Landes de 500 hectares (acquis à ses frais), prise au milieu des parties les plus stériles du pays dans la commune de Certas, et placée dans les conditions les plus défavorables pour l'assainissement du sol.

Le terrain situé sur le sommet du plateau ne présentait guère qu'une pente de $5^{m},58$ sur 6 kilomètres de longueur, soit $0^{m},001$ par mètre.

D'un autre côté, l'alios se trouvait à $0^{m},35$ ou $0^{m},45$ de la surface du sol, ce qui ne donnait qu'une épaisseur de terre végétale moyenne de $0^{m},40$ au plus. Seulement, les grands fossés à ouvrir se trouvaient à portée de quatre grands collecteurs, où l'on pouvait jeter les eaux d'assainissement et en assurer l'écoulement.

Le 25 juin 1849, jour où eut lieu l'acquisition, cette superficie de sol était encore tellement couverte d'eau stagnante qu'on ne pouvait y circuler que monté sur les longues échasses du pays.

L'effet des fossés du savant ingénieur, qui constituaient un véritable drainage à ciel ouvert, fut d'ailleurs complet et immédiat. Le sol fut si bien asséché que pendant les plus fortes pluies de l'hiver, tandis que l'eau coulait abondamment dans tous les fossés, et avec une remarquable régularité, le terrain ne présentait nulle part, à sa surface, la moindre trace d'eau stagnante; toute l'eau pluviale qui tombait traversait immédiatement le sol pour se rendre aux fossés sans qu'on en vît même courir la moindre partie à la surface du sol.

On peut se faire une idée de la régularité et de la faible

(1) L'analyse des terrains des bouquets de pins que l'on rencontrait d'ici, de là, vulgairement appelés *Pignadas*, oasis naturellement assainies, où la végétation se développait si bien, avait fait reconnaître que ces terrains étaient de même nature que celui des Landes non assainies.

vitesse avec laquelle l'eau coulait dans ces fossés, par le fait que depuis près de quarante ans ces fossés reçoivent toutes les eaux de la propriété, et même une assez grande partie des eaux supérieures, et qu'ils sont tous maintenus avec un faible entretien sans qu'aucun ait jamais été comblé ni corrodé.

Le sol ainsi assaini, pouvait recevoir toutes les cultures compatibles avec la nature du terrain, mais celui-ci étant composé, comme nous le savons déjà, d'un sable pur sans mélange de calcaire et d'argile, il fallait renoncer à la culture immédiate des céréales, et s'en tenir à la culture forestière qui réussissait si bien dans les *Pignadas*, où le sol se trouve naturellement assaini.

Le terrain sablonneux des Landes, si propice aux essences forestières, surtout à celles du chêne et du pin, est placé d'ailleurs sous un des climats de France les plus favorables à la végétation. L'air y est vif; il y règne dès le mois de mars un soleil déjà chaud et fécondant; il y tombe toujours aussi, du mois de mars au mois de mai, des pluies fréquentes provenant du voisinage de l'Océan et des vents de mer qui soufflent souvent sur la côte, mais dont les Landes sont en partie garanties par les hautes dunes qui longent le littoral (1).

Avec les systèmes de culture en usage, les semis de pin ou de chêne réussissaient difficilement malgré les excellentes conditions climatériques du pays, parce que pendant les deux mois de printemps, au moment de la germination naturelle, la chaleur solaire qui devait faire germer la graine était entièrement absorbée par l'eau qui couvrait le sol. Ce n'était guère que vers le milieu de juin, ou tout au plus à la fin de mai, que la terre dégagée des eaux

(1) M. Chambrelent, dans un chapitre spécial, indique les moyens qu'il a employés avec succès pour empêcher la formation de nouvelles dunes; à cet effet, il a provoqué des dunes sur la plage même, mais en dirigeant leur formation de manière à leur donner une disposition inverse, c'est-à-dire un talus raide du côté de la mer, et un peu incliné du côté des terres.

pluviales de l'hiver recevait la chaleur nécessaire à la plante. Le gland germait bien alors quelquefois, mais avec peine; puis, quand arrivait la chaleur du mois de juillet le plant à peine naissant ne pouvait résister au soleil brûlant de cette saison, et mourait en juillet, pour n'avoir pu naître en avril. Pour les semis de pin le mal n'était pas aussi grand, parce que cette essence pouvant végéter à peu près à toute époque de l'année et résistant mieux aux chaleurs de l'été, triomphait plus facilement des mauvaises conditions du terrain; mais sa végétation n'en souffrait pas moins, parce qu'il ne commençait à pousser qu'en mai ou juin.

Avec le système de M. Chambrelent, en semant sur le terrain, assaini de manière à ce que l'eau ne fasse que traverser le sol au printemps, le gland et la graine de pin ont pu germer dans le courant de mars, sous la double influence des pluies du printemps dont l'eau ne fait qu'arroser la terre, et d'un soleil, déjà chaud à cette époque, dont toute la force est employée à seconder la végétation; dès lors au mois de juillet, les jeunes plants qui ont poussé promptement leurs racines dans un sol très léger et très divisé, se trouvent assez profonds et assez forts pour résister au soleil, et pouvoir reprendre, dès les premiers jours du printemps suivant, leur active végétation.

Nous allions oublier de dire que cette végétation extraordinaire, qui dépasse toutes celles connues dans nos climats, provient en partie de ce fait : c'est que le sous-sol d'alios, qui en arrêtant l'écoulement intérieur des eaux superficielles était précédemment une des causes qui arrêtaient ainsi la végétation, est devenue au contraire, aujourd'hui que les eaux s'écoulent librement à la surface, un auxiliaire assez puissant de cette végétation.

L'alios n'est pas, en effet, d'une imperméabilité absolue; c'est une sorte de pierre ponce, et comme il repose sur un sable aquifère, il est toujours imprégné à sa surface supérieure d'une certaine humidité qu'il conserve toujours, même dans les plus fortes chaleurs de l'été.

Les racines des arbres qui s'étalent sur cet alios y trouvent donc en été une fraîcheur qui, combinée avec la chaleur de l'atmosphère, donne à l'arbre les deux meilleurs éléments de végétation qu'il peut avoir : l'eau et la chaleur.

Les résultats immédiats de l'ensemencement sur les Landes ainsi assainies (1849-1850) furent tels, que dès les années suivantes de nombreux propriétaires exécutèrent des travaux semblables et obtinrent le même succès (1).

La loi du 19 juin 1857 vint donner une heureuse impulsion à la généralisation du système préconisé par M. Chambrelent sur sa terre de Saint-Alban (2).

L'eau potable dans les Landes. — Indépendamment des causes d'insalubrité et de stérilité provenant du sol, il existait, dans les Landes, une autre cause plus contraire encore à la santé des habitants et des animaux du pays : c'était la mauvaise qualité des eaux servant à l'alimentation.

Il n'existe, comme nous l'avons dit plus haut, sur tout le plateau, aucune source d'eaux vives. La seule eau qu'on y trouve provient d'une nappe générale située sous la couche aliotique à 1m,20 au-dessous du sol, Les puits ne consistent, ainsi, que dans de simples trous creusés à travers l'alios, pour arriver à la nappe d'eau placée immédiatement au-dessous.

L'eau de cette nappe provient, en partie, des premières eaux pluviales de l'automne qui tombent sur le sol des Landes; ces eaux, après avoir lavé le terrain et entraîné tous les détritus végétaux et animaux qui s'y trouvent,

---

(1) Au bout de cinq ans les ensemencements des pins et des chênes, faits en 1849, présentaient sur tout l'ensemble du semis une hauteur de 3m,50 sur une circonférence de 0m,30 au-dessus du sol.

(2) Art. 1er. — Les Landes communales des deux départements de la Gironde et des Landes seront assainies, et mises en valeur aux frais des communes.

Art. 2. — En cas d'impossibilité, ou de refus, de la part des communes de faire exécuter ces travaux, il y sera pourvu aux frais de l'Etat qui se remboursera de ses avances en principal et intérêts sur le produit des coupes et exploitation.

passent à travers les interstices assez nombreuses de l'alios, et vont se loger dans le banc de sable qui se trouve immédiatement au-dessous. Elles y restent stagnantes, toujours chargées d'abondantes matières organiques, parmi lesquelles prime l'albumine végétale.

Ces eaux sont généralement d'un aspect jaunâtre, d'une saveur âcre; aucune végétation, aucun roulement sur le sable et le gravier ne contribuent à les purifier ou à les aérer, ainsi que cela a lieu pour les eaux courantes. Placées d'ailleurs presque au niveau du sol, elles sont glaciales en hiver, tièdes en été.

De telles eaux, riches en produits azotés, sont généralement bonnes pour l'arrosage des terres et pour certaines cultures du pays, mais elles deviennent funestes pour la boisson des hommes et des animaux.

Pour assurer l'assainissement complet des Landes il fallait absolument avoir une eau plus pure.

Ce desideratum a été comblé par la création des puits filtrants.

L'étude géologique et hydrologique des couches inférieures à l'alios, faite au moyen de sondages de plus de vingt mètres de profondeur, avait démontré : qu'au-dessous de la couche de sable sur laquelle reposait la nappe d'eau, existaient des couches d'argile et de calcaire, mais ce n'aurait pas été sans grandes dépenses, qu'on aurait pu aller chercher des eaux plus pures, indispensables aux besoins des habitants.

M. Chambrelent eut alors l'heureuse idée d'atteindre seulement une profondeur de quatre mètres, où l'eau de la nappe sous-aliotique aurait déjà subi un degré de purification, et de faire remonter à la surface du sol cette même eau à travers une forte couche artificielle de calcaire et de gravier argileux, où elle finirait par se dépouiller du restant des matières organiques, et sortirait beaucoup plus pure de cette couche filtrante artificielle.

Telle a été la pensée maîtresse qui a conduit l'éminent

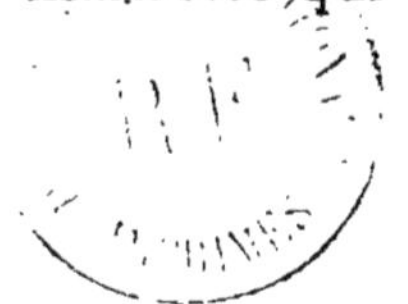

ingénieur à construire des puits filtrants, dont l'expérience a démontré toute l'utilité et toute l'importance (1).

— Analyse comparative de l'eau d'un ancien puits et d'un puits filtrant, par litre d'eau évaporée jusqu'à siccité.

	A	B
Carbonate de chaux . . . . . Gr.	0.108	0.107
Sulfate de chaux	0.008	0.056
Chlorure de sodium et de calcium.	0.084	0.028
Silice et oxyde de fer	0.010	0.011
Matière organique.	0.034	0.002
Poids total . . . Gr.	0.254	0.214

V

Résultats de l'assainissement des Landes au point de vue sanitaire, moral et intellectuel.

Au fur et à mesure de l'exécution des travaux d'assainissement et de la construction des puits filtrants, les fièvres qui décimaient les habitants diminuèrent graduellement, et, en 1865, elles avaient si complètement disparu que les médecins du pays déclaraient que « dans cette contrée jadis si insalubre, il n'y avait pas plus de maladies que dans les parages les mieux favorisés ».

Ne pouvant énumérer ici les rapports officiels des Préfets au Conseil général du département, et les attestations des praticiens dans diverses communes (Laffont, Semiac, etc.), nous nous bornerons à signaler deux documents de premier ordre :

1° Le rapport de M. Emile Trélat au jury international

(1) Ces puits, de 4 mètres de profondeur, sont cimentés sur leurs parois de manière à être imperméables. L'eau n'y arrive que par la partie inférieure; au fond du puits l'on établit une couche de $0^{m}50$ de gravier argileux et de pierrailles calcaires, débris de la taille des pierres de construction.

L'eau en sortant de cette couche se trouve pendant quelques jours un peu blanchâtre, mais elle reprend bientôt sa limpidité et se trouve entièrement débarrassée de toute matière organique.

de l'Exposition universelle de 1878, chargé d'examiner tous les grands travaux des ingénieurs des Ponts et Chaussées (1).

2° Le rapport présenté au Congrès international d'hygiène de Genève, en 1887, par le Dr Armaingaud de Bordeaux, sur les enfants lymphatiques, scrofuleux et rachitiques.

« Je parcourais, écrit M. Trélat, il y a quelques semaines, les 800,000 hectares de Landes de Gascogne, jadis si misérables, aujourd'hui transformées et florissantes; la fièvre et la pellagre y régnaient en permanence; une maigre population juchée sur de grandes échasses, s'épuisait au milieu des eaux croupissantes, et se débattait contre la mort.

» Il n'y a plus de pellagre, et les fièvres ont disparu; l'homme a repris pied sur terre; il occupe des villages sains et propres, des maisons lumineuses et gaies au sein d'une végétation luxuriante.

» Il n'a fallu qu'un second bienfaiteur à ces contrées dépeuplées pour les refaire. Au commencement du siècle, l'ingénieur Brémontier avait fixé les dunes du littoral, en quinze ans, M. l'ingénieur Chambrelent vient de transfigurer les Landes, en les débarrassant de leur eaux meurtrières.

M. le Dr Armaingaud, à propos d'une enquête sur l'existence de la scrofule dans les diverses régions de la France, avait été amené à constater la diminution de sa fréquence dans le département des Landes; pour lui, cette situation tenait essentiellement à des mesures d'hygiène générale, et à un accroissement de la richesse de ces populations.

Effectivement, dans le tableau des exemptions pour cause de scrofule portant sur treize années (1837-1849), le département des Landes figure parmi les neuf départements

(1) Le jury a décerné aux travaux des Landes, le grand diplôme d'honneur, et a demandé au Gouvernement de nommer M. Chambrelent officier de la Légion d'honneur.

les plus atteints avec 1,591 scrofuleux sur 100,000 examinés.

Par contre, pendant les dix années 1859-1868, ce même département est devenu un des quatre qui présentent le moins de scrofuleux. Ces résultats sont en parfaite concordance avec les travaux d'assainissement accomplis.

Dans la première période, le pays était inculte, inhabité, insalubre; la misère physiologique sous toutes ses formes, et à tous ses degrés, y était d'une fréquence extrême, et la mortalité excessive.

Dans la seconde, les travaux d'aménagement des terres, d'après le système Chambrelent, ayant reçu une extension notable par la mise à exécution de la loi du 19 juin 1857 sur l'assainissement des Landes, la santé et la richesse se sont accrues de jour en jour, et, parallèlement, ont diminué le nombre des cas de fièvre intermittente, de pellagre et de misère physiologique.

La statistique vient confirmer les faits d'une manière irréfragable.

En 1856, sur 1,000 décès, on avait 1,080 naissances.

Dans les décades successives, les naissances ont toujours augmenté pendant que baissait le chiffre de la mortalité.

Naissances par 100 décès.

	France entière.	Départ. des Landes.
1864	117	144
1874	121	140
1884	109	142

Le mouvement de la population du département des Landes, de 1851 à 1886, est ainsi établi par les dénombrements officiels.

1851 : 94,448 habitants.
1886 : 103,936 habitants.

La vie moyenne, calculée d'après le nombre des décès et l'âge des décédés, est la suivante:

De 1853 à 1859 : trente-quatre ans neuf mois. (Landes non assainies.)
De 1865 à 1869 : trente-huit ans onze mois dix-neuf jours, soit trente-neuf ans.
(Assainissement en pleine activité.)

Pour la France entière, cette vie moyenne varie de trente-cinq à quarante ans, soit trente-sept ans et demi.

En produisant ces chiffres qui établissent d'une manière très remarquable combien la prospérité et le bien-être des Landes sont supérieurs à ceux de la moyenne de la France, M. Chambrelent signale un détail, — pour nous fait hygiénique de premier ordre, — qui frappe tous ceux qui viennent dans le pays, et qui est une des causes qui contribuent en partie à ce bien-être des habitants.

« Il faut avoir parcouru, dit-il, quelques-unes des contrées pauvres et dénudées de la France, où le bois manque, pour se faire une idée des privations qui en résultent pour l'habitant, et des avantages que l'abondance de ces bois dans les Landes donne à la population qui en jouit gratuitement, et on peut dire à discrétion. Le foyer de l'homme des champs, toujours alimenté d'un bon feu, préserve sa demeure de l'humidité, la rend aussi saine que confortable, lui permet de réchauffer ses membres fatigués au retour du travail, de sécher ses vêtements, d'assurer la bonne et saine cuisson de ses aliments et enfin, au point de vue moral, de maintenir le soir la famille unie et contente autour d'un feu qui l'égaye et la repose.

» Dans les marais de la Camargue, jadis si incultes et si malsains, où se développent aujourd'hui des progrès agricoles notables, la plantation d'arbres forestiers, dans une partie des terrains conquis par les eaux, constitue, à notre avis, une des opérations les plus utiles au pays et qui doit le plus contribuer au bien-être des habitants (1). »

---

(1) Ne perdons pas de vue que l'existence des forêts de pins a toujours été reconnue comme l'une des causes qui contribuent le plus à l'assainissement et à la purification de l'atmosphère.

Permettez-nous de rappeler, à ce propos, une observation personnelle que nous avons faite dans les Maremmes toscanes et que nous avons, pour ainsi dire, formulée dans une prescription prophylactique, et préventive, en établissant le traitement rationnel de la fièvre intermittente.

Les personnes aisées de ces provinces ne quittaient jamais leur maison, le matin, qu'après le lever du soleil, et qu'après avoir pris devant une flambée de l'âtre, une croûte de pain arrosé d'un demi-verre de vin. Le soir, au coucher du soleil, en rentrant au logis, leur premier soin était de s'asseoir devant la cheminée où brûlaient quelques fagots bien desséchés.

Nous avons connu des vieillards qui, observateurs sévères de ces précautions, avaient assisté à la transformation agricole et à l'assainissement de la contrée, sans avoir jamais éprouvé la moindre atteinte de fièvre palustre.

L'augmentation de la population des Landes a permis aussi d'étendre, peu à peu, les cultures autres que la culture forestière, et d'y développer principalement un bétail de plus en plus nombreux, facile à nourrir économiquement par le pacage de l'immense étendue de terrains qu'on peut leur donner.

Le produit de ce bétail, en lait et en viandes, vient encore augmenter la richesse du pays, et donne en outre aux habitants le fumier nécessaire pour l'extension des cultures plus riches qui servent à leur alimentation.

Aux termes de cette longue exposition, il nous est agréable de transcrire ici ces dernières et sages paroles de M. Chambrelent :

« La fortune publique a toujours à souffrir des pertes éprouvées dans les opérations agricoles, surtout lorsqu'elles ont l'importance de celles que nous venons d'étudier.

» Et d'un autre côté, l'ensemble de la population n'a qu'à gagner à cette augmentation de produits qui vient ajouter un rendement de plusieurs milliards aux produits actuels du territoire agricole de la France.

» Ajoutons en dernier lieu, que ces richesses agricoles déjà obtenues, et celles à obtenir encore, le sont par le travail de la terre, celui qui enrichit, et moralise le plus, les populations éclairées et bien dirigées. »

Et comme conclusion finale : après avoir constaté que les grands résultats obtenus dans les landes de Gascogne sont aussi éclatants que la lumière du soleil, nous rappellerons ces éloquentes paroles d'Hervé-Mangon devant la *Société d'encouragement pour l'Industrie nationale* (23 novembre 1859).

« Il y a cent ans les dunes qui bordent les Landes de Gascogne n'étaient que des montagnes de sable mouvant, qui menaçaient d'envahir les Landes et de détruire le Languedoc. L'illustre Brémontier apprit à les fixer et à les planter. Elles forment aujourd'hui de magnifiques forêts d'une immense valeur.

» L'auteur de la communication qui fait l'objet de ce rapport a montré que l'on peut assainir les Landes, les cultiver, et y trouver des eaux salubres et abondantes. M. Chambrelent est le digne successeur de Brémontier, son nom est désormais inséparable de celui de ce célèbre ingénieur. »

Dr DE PIETRA SANTA.

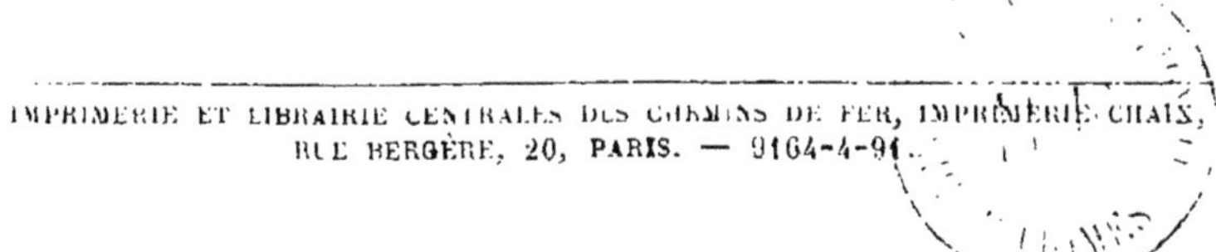

IMPRIMERIE ET LIBRAIRIE CENTRALES DES CHEMINS DE FER, IMPRIMERIE CHAIX,
RUE BERGÈRE, 20, PARIS. — 9164-4-91.

PRINCIPALES PUBLICATIONS DE LA SOCIÉTÉ

(1877-1890)

N° 1. Dr DE PIETRA SANTA. *Société française d'hygiène*, sa raison d'être, son but, son avenir; broch. in-8°, 1877.

N° 5. ASSAINISSEMENT DE PARIS. Épuration et utilisation des Eaux d'égout de la ville (Presqu'île de Gennevilliers et forêt de Saint-Germain). Documents divers; broch. in-8°, 1880.

N°. 9. ASSAINISSEMENT DE PARIS (Les Odeurs de Paris et les Systèmes des Vidanges); broch. in-8°, 1882.

N° 11. Dr E. MONIN. La propreté de l'individu et de la maison; broch. in-8°, 1884. — 4e édition 1886.

N° 14. HYGIÈNE ET ÉDUCATION DE L'ENFANCE (de la naissance à 12 ans). Réunion des trois brochures publiées après les concours de 1879-1884-1886; vol. in-8°, Paris, 1886.

N° 16. Dr BLAYAC. Une colonie scolaire (vacances de 1887; broch. in-8° avec tableaux, 1887).

N° 18. Dr DE PIETRA SANTA et A. JOLTRAIN. Les stations d'eaux minérales du centre de la France. La caravane hydrologique de septembre 1887. Vol. in-8°, illustré de 6 gravures. Paris 1888.

N° 19. Dr DE PIETRA SANTA et A. JOLTRAIN. Les stations d'eaux minérales et les stations sanitaires de la Suisse et des Vosges. La caravane hydrologique d'août 1888. Vol. in-8°, illustré de 12 gravures. Paris 1889.

N° 25. Dr DE PIETRA SANTA. Les viandes américaines. Trichine et Trichinose; broch. in-8°, Paris 1890.

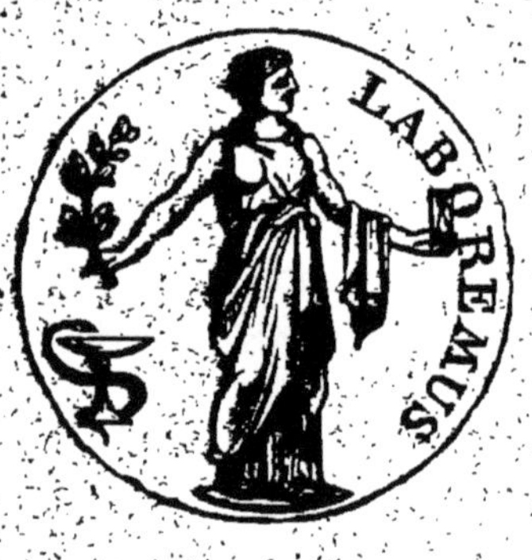
LABOREMUS

www.ingramcontent.com/pod-product-compliance
Ingram Content Group UK Ltd.
Pitfield, Milton Keynes, MK11 3LW, UK
UKHW021057270726
13967UKWH00012B/2407